Dieta Dash

(Collezione)
Vita Sana e Dimagrimento Rapido

Sostieni il Tuo Sistema Immunitario, Brucia Grassi e Perdi Peso
(Gli ultimi accorgimenti della Dieta Dash per la perdita di pes)

Rosa Ricci

Marco Romano

<u>**Termini e Condizioni**</u>

Nessuna parte di questo libro deve essere transmessa o riprodotta in alcun formato, sia questo elettronico, meccanico, mediante stampa, fotocopie o registrazione senza l'autorizzazione previa dell'autore. Tutte le informazione, le idee ed le linee guida sono unicamente a scopo educativo.La scrittrice ha cercato di assicurare la maggior accuratezza possibile rispetto al contenuto presente nel libro, si avvisano tutti i lettori di seguire le istruzioni qui riportate a loro rischio. L'autore di questo libro non può essere considerato responsabile per qualunque tipo di danno incidentale, sia personale che commerciale causato da una rappresentazione ingannevole delle informazioni fornite nel libro. Si incoraggia il lettore di cercare l'aiuto di un professionista nel caso in cui ne abbia bisogno.

INDICE

CAPITOLO 1 - LA DIETA DASH 1

OMELETTE FANTASIABROCCOLI E PEPPER JACK.................... 4

SUPER SPEZZATINO DI MANZO 6

INSALATA SUPER DI POLLO CON VINAIGRETTE DI FICO 9

EPICI GHIACCIOLI FATTI IN CASA . 11

PANCAKE REGALI ALLE NOCI E BANANA..................................... 13

GUSTOSA INSALATA DI FAGIOLI ... 16

GRANOLA TITANICA 18

STRAORDINARI PANCAKE DI GRANO SARACENO CON LE FRAGOLE 21

PREZIOSA FRITTATA DI PANCETTA DI TACCHINO & VERDURE 24

QUICHE SUPREMA DI FUNGHI &SALSICCIA DI TACCHINO 26

GHIACCIOLI MAGICI.................... 29

ALLEGRI PANCAKE ALLA ZUCCA . 31

STRAORDINARIO ACCOSTAMENTO DI AVOCADO&UOVA...................... 33

IL SUPREMO TOAST MANDORLE E CANNELLA CON SALSA DI LAMPONI 36

LA STRAORDINARIA QUINOA PER LA COLAZIONE 39

GLI SPLENDIDI WAFFLE ALLA FARINA DI GRANTURCO CON YOGURT E BACCHE 41

MITICHE CIME DI CAVOLFIORI PER BAMBINI 45

IL FORTUNATO POLLO AL FORNO CON PATATE E CAVOLETTI DI BRUXELLES 48

LA ZUPPA DI CAROTE SALUTARE . 51

COLAZIONE VELOCE CON PANINO 54

STRAORDINARIA SPIGOLA ARROSTITA 56

ENIGMATICA COLAZIONE CON FRUTTI CROCCANTI 58

SENSAZIONALI TAZZE AI FRUTTI DI BOSCO 60

FANTASIOSO FRULLATO DI BURRO DI ARACHIDI E BANANA 62

INSALATA FRESCA DI LATTUGA E MELA.................................... 63

FRENCH TOAST MISTICO CON PUREA DI MELE...................................... 65

IL LEGGENDARIO POLLO FRITTO .. 67

I LEGGENDARI SPIEDINI DI FRUTTA CON SALSA AL FORMAGGIO 70

PANCAKE ELEGANTI CON CREMA DI ZUCCA 72

FRITTATA DIVERTENTE 75

ZUPPA VELOCE DI VERDURE E NOODLESARRICHITA CON ZENZERO 78

SUPREMAFRITTATA DI ASPARAGI&CIPOLLE CARAMELLATE 81

STRABILIANTE OMELETTE ALL'ERBA CIPOLLINA 85

ASSOLO DI ZUPPA DI PEPERONI ROSSI ROSOLATI.................................. 88

ROTOLO DI PIZZA STORICO............. 91

INSUPERABILI MUFFIN AGLI SPINACI 93

NACHOS LEGGENDARI 95

MIX ELEGANTE DI TOFU SPEZIATO 98

I FANTASIOSI PANCAKE BANANA E NOCI 101

IL SUPREMO FRULLATO DI MIRTILLI PER LA COLAZIONE 104

L'ICONICO FRULLATO VERDE DELLA COLAZIONE......................... 106

SUPER SWIRL ALLE FRAGOLE E ARANCE 108

LA FANTASTICA INSALATA DI TONNO E SPINACI TENERI 110

LA STORICA INSALATA DI MANGO 112

CRUMBLE MISTICO ALLA FRUTTA 114

OMELETTE DI BROCCOLETTI E FORMAGGIO.................................... 116

CIOTOLA PER COLAZIONE A BASE DI UNA VELOCE CREMA DI QUINOA 119

BARRETTE AI GRAN CEREALI....... 121

DIVERTENTI PESCHE SCIROPPATE 123

STRAORDINARIO FRULLATO ALLE
PERE 125

Capitolo 1 - La Dieta Dash

Raggiungete i tuoi obiettivi per vivere più a lungo, più felice e più sano.

Negli ultimi anni, le persone devono affrontare ogni giorni problemi come l'obesità, il diabete e l'ipertensione, causando problemi nella loro vita.

Questa dieta con poco sale, arricchita di nutrienti, contribuisce enormemente a ridurre i rischi cardiaci, il diabete e i calcoli renali, e tutto ciò che può che è causato dal cibo non sano.

Pensata per fermare l'ipertensione attraverso il cibo, la DIETA DASH va anche oltre – include squisite ricette – l'esotica Insalata di Tonno alla Toscana, lo sfacciato Panino alle Mele Svizzere e il Rotolo di Fragole e

Arance, per nominarne alcune. Le ricette sono semplici e facili da preparare. Il cibo ora è divertente, invitante e profondamente soddisfacente, mentre ti prendi cura del tuo corpo nella maniera migliore!

Di seguito troverete i principali vantaggi dimostrati da queste ricette dietetiche:

- Ridurre la pressione sanguigna
- Abbassare il colesterolo
- Perdere peso

Sono ricette rapide, semplici e deliziose, pronte in massimo 30 MINUTI

Troverete ricette:
- per la cena
- per la prima colazione
- per il pranzo
- Antipasti

- Insalate

- per condimenti e salse
- ..... e altro ancora!

Omelette FantasiaBroccoli e Pepper Jack

Di cosa hai bisogno:
- 50 – 150 g di broccoli cotti e tagliati a fette
- 1 fette di formaggio Pepper Jack con pochi grassi
- ½ - 1 tazza di sostituto per uova liquido, già condito
- Olio d'oliva

Preparazione:
1. Montare tutti gli ingredienti in un solo recipiente.
2. Mettete una padella antiaderente sul fuoco e scaldate il sostituto per uova.
3. Unavolta messo in padella possiamo procedere con la preparazione
4. Fatelo cucinare per un paio di minuti finché non si agglutina.

5. Una volta agglutinato, il grosso è fatto. Rimane da fare solo una cosa.

6. Aggiungete i broccoli ed il formaggio.

7. Servitedopo cheil formaggiosi sia fuso.

8. Ottimo!! Abbiamo finalmente completato la nostra ricetta!! Buon Appetito!!

Super Spezzatino di Manzo

Di cosa hai bisogno:
- 150 g di patate dolci a cubetti
- 100-120 g di carne di manzo a basso contenuto di sodio
- 25-50 g di gambi di sedano a cubetti.
- 50 g di orzo non cotto
- 50-100 g di carote a cubetti
- 3-5 spicchi d'aglio tritati
- 50-70 ml (una-due tazzine da caffè) di aceto di vino rosso
- 200-250 g di pomodoro a fette
- 2-2 e ½ cipolle, a fette
- 5-6 foglie di basilico secco
- 1- 1 ½ cucchiai da tavola di aceto balsamico
- 45 g di funghi a cubetti
- 35-50 g di cavolo riccio a fette
- 100 g di patate bianche a cubetti
- 1-2 cucchiaini di rosmarino tritato

- 1-2 cucchiaini di timo fresco tritato
- 1 e ½ -2 cucchiaini d'olio di colza
- 250-500 g di bistecca di girello

Il metodo di preparazione

1 Innanzitutto, assicurati di avere tutti gli ingredienti pronti in un solo posto. Questo renderà tutto più semplice.

2 Fatto ciò, riscaldate la griglia e poi cucinate la carne per un 14 minuti, girandola solo una volta.

3 Questa è la parte più importante in questa ricetta. Rimanete concentrati :-)

4 Passati i 15 minuti, toglietela e fatela riposare. Adesso tagliatela a cubetti.

5 Ponetela in una pentola alta e face riscaldare l'olio a fuoco medio.

6 A questo punto aggiungete gli ortaggi e cucinare per 10 - 15

minuti, mescolando il contenuto saltuariamente.

7 Aggiungetel'orzo e cucinate per altri 10 - 15 minuti.

8 Dopodiché aggiungetela carne a cubetti seguita da quella cotta a griglia, l'aceto e le erbe.

9 Abbiamo quasi finito. Rimane da fare solo una cosa.

10 Fate sobbollire e lasciate cucinare a fuoco lento per un'ora.

11 Servite ancora caldo.

12 Ottimo!! Abbiamo finalmente completato la nostra ricetta!! Buon Appetito!!

Porzioni: Per 3 – 5 persone
Tempo: 1 ora e 25 minuti

Insalata Super di Pollo con Vinaigrette di Fico

Ingredienti:
- 1-2 ravanelli, affettati fini
- 60-100 g di petto di pollo a cubetti cotto
- ½ -1 pera, senza torsolo e affettata
- 120-240 ml di aceto balsámico
- 40-90 g di fichi secchi
- 60 ml di olio extra vergine d'oliva
- ½ -1 cucchiaino di buccia di limone grattugiata
- 5 - 10 g di basilico spezzettato
- 20-50 g di piselli
- 25-50 g di germogli di fagiolo

Istruzioni
1 Montare tutti gli ingredienti in un solo recipiente.
2 Mettete tutti i condimenti in un frullatore.

3 Ricordate di lasciare la vinaigrette a parte.

4 Frullate gli ingredienti fino a raggiungere una miscela ben amalgamata.

5 In una scodella di medie o grandi dimensioni, combinate gli ingredienti per l'insalata.

6 Abbiamo quasi finito. Rimane da fare solo una cosa.

7 Versateadesso la vinaigrette e vuotate il contenuto della scodella per frullare.

8 Una volta pronta, servite subito.

9 Gustatevi l'aroma e servite.

Porzioni: Per 3-5 persone

Tempo: 10 - 12 minuti

Questo è tutto! Rendete onore a questa ricetta!!

Epici Ghiaccioli fatti in casa

Ingredienti:
- 180 g di ananas a pezzi
- 1 banane mature, a fette
- ¾ -1 Mango di grandi dimensioni, a fette
- 2 - 3 cucchiai da tavola di concentrato di succo d'arancia, freddo
- 1/2 cucchiaio da zucchero di polvere di zenzero

Come prepararli:

1 Innanzitutto, assicurati di avere tutti gli ingredienti pronti in un solo posto. Questo renderà tutto più semplice.

2 Utilizzando un robot da cucina o un frullatore, mettete tutti gli ingredienti insieme e frullate fino a raggiungere un composto cremoso.

3 Adesso versate la miscela in sei forme per ghiaccioli e inserite in

congelatoreper quattro ore prima di servire.

4 Gustatevi l'aroma e servite.

Porzioni: Per 6 - 7 persone
Una ricetta da non dimenticare!

Pancake Regali alle Noci e Banana

Di cosa hai bisogno:

- 2-2 e ¾ cucchiaini di lievito chimico
- ¾ - 1 tazza di farina di grano integrale
- 1-2 cucchiaini d'olio
- ½ -1 banana a pezzi
- 1-2 bicchieri di latte scremato
- ½ -1 cucchiaino di vaniglia pura
- ¼ di cucchiaino di cannella in polvere
- ¼ di cucchiaino di sale
- 3-4 bianchi d'uovo
- 1½ - 3 cucchiai da tavoladi noci tritate o nocciole.

Il metodo di preparazione

1 Innanzitutto, assicurati di avere tutti gli ingredienti pronti in un solo posto. Questo renderà tutto più semplice.

2 Miscelatetutti gli ingredienti secchi in una scodella.

3 Appena avete finito a miscelare, prendete un'altra scodella.

4 In questa sbattete i bianchi d'uova, le banane, il latte e la vaniglia.

5 Versate il contenuto nella scodella con gli ingredienti secchi e miscelate aggiungendo le noci tritate.

6 Mettete una grande padella a scaldare a fuoco medio. Copritela con spray da cucina e quando è calda aggiungete 50 ml di pastella per pancake.

7 Rimanesolo una cosa da fare adesso.

8 Cucinate per circa 5 minuti il pancake finchè non raggiunge uncolorito scuro. Dopodichègiratelo attentamente e lasciatelo cuocere per altri 4 minuti.

9 Potete servirlo ancora caldo.

10 Ottimo!! Abbiamo finalmente completato la nostra ricetta!! Buon Appetito!!

Porzioni: Per 4 - 5 persone
Tempo: 10 minuti

Gustosa Insalata di Fagioli

Ingredienti:

- 100 – 200 g di fagiolini gialli non salati,
- 60- 200 ml di succo d'arancia
- 40 – 100 g di cipolle bianche a fette
- 200 – 250 g di fagioli rossi non salati,
- 200 – 250 gdi fagioli verdi non salati,
- 100 – 200 g di ceci non salati,
- Usare dell'edulcorante se lo si desidera.
- 100 – 200 ml di aceto di mele

Il metodo di preparazione

1 Innanzitutto, assicurati di avere tutti gli ingredienti pronti in un solo posto. Questo renderà tutto più semplice.

2 In una scodella di medie o grandi dimensioni, combinate i fagioli e la cipolla.

3 Adesso mescolate e rivoltate con cura gli ingredienti finché non sono ben amalgamati. In una scodella separata, mescolate l'aranciata e l'aceto.
4 Adesso dovreste aggiungere l'edulcorante per aggiungere una nota dolce.
5 Versatela miscela d'aranciata nell'altra scodella.
6 Mescolate finché i fagioli ed i ceci sono ben ricoperti nella mistura. Fate riposare da 30 a 45 minuti prima di servire.
7 Gustatevi l'aroma e servite.

Di cosa hai bisogno:

- 2 - 2 ¾ cucchiaio da tavolo di semi di lino
- 1 - 2 cucchiai da tavola di olio extra vergine d'oliva
- 2 - 3 cucchiai da tavolo di zucchero di cocco o Stevia
- ¼ - 1 cucchiaino di estratto di mandorla
- 2 - 3 cucchiai da tavola di miele grezzo
- 90 - 180 g di fiocchi d'avena integrali
- 1/3 - 1 cucchiaino di polvere di zenzero
- Olio d'oliva
- 70 - 150 g di uva passa o uva sultanina
- 70 - 150 g di mandorle non salate tagliate
- 1/4 – 1/2 cucchiaino di polvere di cannella

Come prepararli:

1. Montare tutti gli ingredienti in un solo recipiente.
2. Mettete il forno a 100 gradi. Ricoprite un foglio di carta da cucina con olio d'oliva.
3. Ci accingiamo alla parte più importante in questa ricetta. Rimanete concentrati :-)
4. In una scodella, miscelate l'avena, i semi di lino, le mandorle, lo zenzero, la cannella in polvere e lo zucchero di cocco (o Stevia).
5. In un altro recipiente, aggiungete l'olio, il miele e l'estratto di mandorle.
6. Miscelatela miscela con il miele insieme a quella con l'avena, e poi spargete il risultato sopra il foglio di carta da forno.
7. Adesso infornate e cucinate per 50 - 60 minuti fino ad un'ora, rimestando e controllando che non si attacchi ogni 10 minuti.

8. Rimanesolo una cosa da fare adesso.

9. Una volta cucinato, aggiungete l'uvetta ed amalgamate bene.

10. Ponetelo adesso in un contenitore ermetico e conservate inposto fresco ed asciutto per 2 settimane circa, o nel frigorifero fino ad un mese.Il miglior modo per servirlo è accompagnato con del latte senza grassi.

11. Ottimo!! Abbiamo finalmente completato la nostra ricetta!! Buon Appetito!!

Porzioni: Per 3 – 6 persone

Straordinari Pancake di Grano Saraceno con le Fragole

Cosa Vi serve:

- 1/2 - 1 cucchiaio di lievito in polvere
- 115-230 ml di acqua frizzante
- 450 -650 gr di fragole fresche a fettine
- 65 - 130 gr di farina di tipo
- 125 - 250 ml di latte magro
- 2 - 3 bianchi d'uovo
- 75 - 150 gr di farina di grano saraceno
- 1-2 cucchiai di olio d'oliva

Istruzioni

1. Decidete di fare questa ricetta. Prima di tutto mettete tutti gli ingredienti a portata di mano in un unico posto.
2. In una ciotola ampia mescolate i bianchi d'uovo, l'olio d'oliva e il latte.

3. In un'altra ciotola mescolate accuratamente la farinadi tipo 0, la farina di grano saraceno e il lievito in polvere.
4. Ora possiamo procedere all'importantissima fase successiva.
5. Aggiungete lentamente tutti gli ingredienti (asciutti)alla miscela dei bianchid'uovo alternando con l'acqua frizzante.
6. Assicuratevi di mescolare bene ogni volta che aggiungete gli ingredienti fino a che formeranno una pastella.
7. Posizionate una padella antiaderente, o in alternativa una piastra, su fuoco medio. Versate metà dosedella pastella dei pancake nella padella. Ci siamo quasi, manca il passo successivo.
8. Cuocete per circa tre minuti fino a quando lo strato superiore

delpancakeformerà delle bolle e i bordi diventeranno leggermente dorati.

9. Girate il pancake e cuocete per circa altri 5 minutifinoa quando il fondo diventerà leggermentedorato e sarà cotto a sufficienza, Ora ripetete il procedimento con la rimanente pastella dei pancake.

10.   Fate scivolare i pancake nei singoli piatti.

11.   Guarnite ogni pancake con 100 gr di fragole affettate.

12.   Ora vi basta afferrarne uno e mangiarlo!!

Dosi per 4 – 5 persone

Preziosa Frittata di Pancetta di Tacchino & Verdure

Ingredienti:
- Pepe a piacere
- 15-30 grdi pancetta magra di tacchino
- 35-100 gr di sedano
- 1/2 - 1 cucchiaino di prezzemolo
- 1 – 2 uova grandi
- 30–100 grdi peperoni rossi

Istruzioni:
1 Disponetevi a fare la ricetta. Prima di tutto preparate gli ingredienti e teneteli a portata di mano in un unico posto.
2 Fate sciogliereil grasso della pancetta di tacchino in una padella riscaldata.
3 Non c'è bisogno di aggiungere altro olio perché potete usare il grasso di pancetta per la frittata.

4 Adesso possiamo procedere all'importantissima fase successiva.

5 Mentre aspettate, rompete un uovo grande e aggiungetevi tutte le verdure.

6 Rimuovete la pancetta di tacchino, lasciando l'olio nella padella, e cuocete l'uovo con le verdure.

7 Aspettate che si rapprenda prima di rimettere la pancetta di tacchino in padella.

8 Ora resta da fare una sola cosa.

9 Cuocete in forno per il resto del tempo.

10 Spolverizzatedi prezzemolo immediatamente prima di servire.

11 Sentite il profumo e portate in tavola.

Dosi per 1-2 persone
Tempo: 20 minuti

Quiche Suprema di Funghi &Salsiccia di Tacchino

Cosa Vi serve

- 1 - 2cucchiaini di olio extra-vergine di oliva
- cinque-sei uova
- 25 - 50 gr di scalogno a rondelle
- 200–200 grdi salsiccia di tacchino con poco sale, tolta dall'involucro e sbriciolata
- 1/2 - 1 cucchiaino di pepe macinato fresco
- 100–200 ml di latte scremato
- 200–200 grdi funghi a fettine
- 100 grdi formaggio svizzero a listarelle
- 3 - 4 bianchi d'uovo

Preparazione della Ricetta

1. Disponetevi a fare la ricetta. Prima di tutto preparate gli ingredienti e teneteli a portata di mano in un unico posto.

2. Preriscaldate il forno a una temperatura di 150 C°.
3. Ora possiamo passare all'importantissima fase successiva.
4. Preparate uno stampo da muffinungendolo con olio spray da cucina.
5. Mettete le salsicce in una padella antiaderente riscaldata e fate cuocere per circa 8 minuti.
6. Toglietele salsicce, adagiatele in una ciotola e fatele raffreddare per qualche minuto.
7. Versate ora l'olio nella padella antiaderente, unitevi i funghie fate rinvenire per 8 minuti.
8. Togliete i funghi cotti e teneteli da parte con le salsicce.
9. Lasciate raffreddare per pochi minuti.
10. Aggiungete gli scalogni, il pepe,e il formaggio a listarelle.

11. In un'altra ciotola sbattete le uova e i bianchi.

12. Versate il latte sulla miscela di uova e mescolate di nuovo.

13. Inseriteil composto di uova in ogniformina da muffin riempiendola fino a metào a 3/4 - 1.

14. Distribuite un cucchiaio di mix di salsiccia su ogni formina.

15. Ora resta da fare una sola cosa.

16. Fate cuocere in forno per circa 30 - 45 minutifinchè lo strato superiore non appare leggermente dorato.

17. Togliete dallo stampo e fate raffreddare per qualche minuto.

18. A questo punto dovete solo prenderli e mangiarli!!

Ghiaccioli Magici

Ingredienti
- Bastoncini per ghiaccioli
- 120 gr di anguria a dadini
- 300 grdi fragole a dadini
- 50 gr di mirtilli freschi
- Stampi per Ghiaccioli in Silicone
- 300–350 gr di salsa di mele

Istruzioni
1 Preparate tutti gli ingredienti in un unico posto.
2 Unite i diversi tipi di frutta e distribuiteli negli stampi di silicone.
3 Ora possiamo procedere all'importantissima fase successiva.
4 Versatevi sopra 70 ml di succo.
5 Mettete gli stampi in silicone nel congelatore per un'ora.
6 Adesso resta da fare una sola cosa.

7 Inserite i bastoncini al centro di ogni ghiaccioloe congelateli finche' non si solidificano.
8 Serviteli.
9 Ora non vi resta che prenderli e mangiarli!!

Dosi per 4 – 5 persone
Tempo: 10 minuti

Allegri Pancake alla Zucca

Cosa Vi serve:

- 1/2 - 1 cucchiaino di zucchero di cocco o di stevia
- 60 - 100 grdi purè di zucca
- 1/2 - 1 cucchiaino di sale
- 1/2 – 1 cucchiaio di lievito in polvere
- 1 – 2 uova piccole
- 150 - 200 mldi latte scremato
- 100 – 200 grdi farina di mandorle o di farina integrale
- 2 – 3 cucchiai di olio di semi di lino

Istruzioni

1 Preparate tutti gli ingredienti in un unico posto.
2 Montate le uova che avrete rotto in una ciotola finchè non avranno una consistenza spumosa, quindi incorporate il latte e l'olio.

3 Ora possiamo procedere all'importantissima fase successiva.

4 Unite delicatamente il lievito in polvere, lo zucchero o la stevia, il sale ela farina. Mescolate delicatamente dal basso verso l'alto.

5 Ora resta da fare una sola cosa.

6 Mettete a scaldare su fuoco medio o altouna padella antiaderentee versatevi un mestolino di preparato.

7 Cuocete per tre minuti per lato o finchè il composto si solidificherà, poi trasferite su un piatto. Continuate finchè non avrete esaurito tutta la pastella. Serviteli caldi.

8 Sentite il profumo e servite.

Dosi per 2 – 3 persone
Rilassatevi e godetevi questa ricetta!!

Straordinario Accostamento di Avocado&Uova

Ingredienti

- 1/2 avocadotagliato a quadratini di poco più di un centimetro
- 1 - 2cucchiai di latte magro
- 2 – 3 bianchi d'uovo
- Olio spray da cucina
- 2 – 3 uova intere
- 1/2 – 1 fetta di formaggio svizzerotagliato a listarelle
- Pepe a piacere
- Salsachili
- 2 fetta sottile di prosciutto tagliato a listarelle

Preparazione della Ricetta

1 Disponetevi a fare la ricetta. Prima di tutto preparate gli ingredienti e teneteli a portata di mano in un unico posto.

2 In una ciotola mescolate insieme le uova intere e i bianchi

d'uovo.Aggiungete il pepe e un po' di salsachili.

3 Adesso possiamo procedere all'importantissima fase successiva.

4 Scaldate una padella antiaderenteleggermente rivestita di olio spray da cucinasu fuoco medio-basso.

5 Ora resta da fare una sola cosa.

6 Quando la padella è ben calda versatevi il composto di uova e sbattete frequentemente.Cuocete finchè le uova cominciano a solidificarsi ma non sono ancora del tutto rapprese. Versate in padellai pezzetti di avocado, il prosciuttoe il formaggio efate cuocere per qualche minuto finchè il formaggio sarà fuso.

7 Servite accompagnando con frutti di bosco o con una bella fetta di melone.

8 Ora non vi resta che prendere e
mangiare!!

35

Dosi per 2 – 3 persone

Il supremo toast mandorle e cannella con salsa di lamponi

Ciò che vi servirà:

<u>Per la salsa di lamponi:</u>

- 1 ciotoline di lamponi freschi
- 2 cucchiaini di succo di limoni fresco
- 1 cucchiai di nettare d'agave ambrato

<u>Per il toast:</u>

- ½ - 1 tazza di mandorle tostate a fette
- 2 ciotole di lamponi freschi
- 6 - 7 fette di pane in cassetta integrale
- 2 cucchiai di nettare d'agave ambrato
- 2 uova e un albume

- ¼ - 1 cucchiaino di estratto di mandorle
- ¾ tazza di latte a basso contenuto di grassi
- Da ½ a 1 cucchiaino di estratto di vaniglia
- Olio di canola
- Mezzo cucchiaino di cannella in polvere

Procedimento:

1. Procurarsi tutti gli ingredienti e metterli vicini.
2. Per la preparazione della salsa: con un frullatore o un robot da cucina, sbattere l'agave, i lamponie il succo di limone fino a ottenere una crema liscia. Rimuovere i semi di lampone filtrando il tutto con un colino a maglie sottili.
3. Adesso possiamo procedere con il prossimo passaggio che è il più importante.

4. Per la preparazione del toast: preriscaldare il forno a 200 gradi F (120°C)
5. Con una frusta elettrica, sbattere insieme : uova e albume, cannella, agave, vaniglia, estratto di mandorle e latte.
6. Adesso rimangono pochi passaggi.
7. Porre sul fornello una piastra antiaderente. Intingere il pane nel composto con il latte e cuocerlo per circa quattro minuti. Girare. Tenere al caldo nel forno.
8. Sistemare 2 toast nel piatto da portata, spargervi sopra 2 cucchiaini di salsa e 3 cucchiaini di mandorle.
9. Congratulazioni!! Avete fatto una splendida ricetta!! Buon appetito!!

La straordinaria quinoa per la colazione

Ciò che vi servirà

- ¼ tazza di miele
- 1/2 tazza di mirtilli freschi
- Da 2 a 3 tazze di latte scremato
- 1-2 tazza di quinoa cruda sciacquata
- 1/2 cucchiaino di cannella in polvere
- ¼ tazza di mandorle affettate

Procedimento

1. Riunire tutti gli ingredienti.
2. Portare il latte a ebollizione in una pentola medio- grande.
3. Ora possiamo procedere con i prossimi, importanti, passaggi.
4. Unire la quinoa e abbassare la fiamma. Cuocere a fuoco lento la quinoa per 10 minuti o comunque fino a quando il latte

si   sarà   asciugato
completamente.

5. Togliere la quinoa dal fornello e
   allargarla con una forchetta.
6. Ora rimane una sola cosa da
   fare.
7. Passare la quinoa in una ciotola
   e spruzzarci sopra il miele.
   Decorare con mirtilli freschi e
   mandorle affettate.
8. Servire.
9. Congratulazioni!! Hai fatto una
   ricetta   eccezionale!!   Buon
   appetito!!

Grande idea!!

Porzioni: 3 - 4

Tempo: 30 o 40 minuti

Gli splendidi Waffle alla farina di granturco con yogurt e bacche

Cosa ti servirà:

- ½ a 1 tazza di farina di frumento o di mandorle
- Da ¾ a 1 cucchiaio di lievito per dolci
- Da ¾ a 1 cucchiaio di olio di canola
- Da ½ a 1 tazza di granturco giallo
- Da ½ a 1 cucchiaio di olio di canola
- Albume di un uovo grande
- ¾ a 1 tazza di yogurt a basso contenuto di grassi, senza zucchero
- Da ¾ a 1 cucchiaio di lievito per dolci
- Da ¾ a 1 tazza di latte a basso contenuto di grassi

- ½ cucchiaio di zucchero di cocco o stevia
- Da ¼ a 1 cucchiaino di sale
- Da mezzo a un cucchiaio di burro fuso non salato
- Da 150 a 160 grammi di lamponi o mirtilli freschi o surgelati e scongelati

Come procedere

1. Per preparare questa ricetta, per prima cosa, riunire tutti gli ingredientie metterli a portata di mano. Questo faciliterà il processo.
2. preriscaldare una piastra antiaderente per waffle secondo le istruzioni del proprio manuale.
3. Ok, adesso possiamo andare avanti col resto della ricetta.
4. Ora mischiare il sale, la farina, il lievito per dolci, lo zucchero e il granturco in una ciotola.

5. In un'altra ciotola, sbattere insieme ½ cucchiaio di olio di canola, il latte e il burro fuso.

6. Miscelare lentamente il composto della farina con quello del latte fino a ottenere una miscela omogenea. Non miscelare troppo. Aggiungere delicatamente l'albume al mix.

7. Rivestire la piastra con uno strato di olio di canola.

8. Ora rimane solo una cosa da fare.

9. Versare, approssimativamente una tazza di pastella sulla piastra, quindi cuocere secondo le istruzioni del manuale della piastra. Togliere il waffle cotto dalla piastra e ripetere il procedimentocon il resto della pastella.

10. Versare lo yogurt sui waffle e decorare con i frutti di bosco.

11. Congratulazioni!! Hai fatto una ricetta eccezionale!!

Dosi per: 4 - 5 persone

Mitiche cime di cavolfiori per bambini

Ingredienti:
- 3/4 - 1 cucchiai di farina integrale
- Da 1 a 2 cucchiai di pangrattato
- 1 tazze di cime di cavolfiori
- Da ¾ a 1 tazza di latte scremato
- Da ¾ a 1 tazza di formaggio cheddar a basso contenuto di grassi, tritato.
- Un pizzico di aglio in polvere
- Mezzo cucchiaino di mostarda (Senape di Digione)

Procedimento:
1. Per preparare questa ricetta, prima di tutto, riunire tutti gli ingredienti e metterli a portata di mano. Questo faciliterà l'intero procedimento.
2. Cuocere al vapore le cime di cavolfiore per circa 12/14 minuti.

3. Adesso possiamo procedere con i successivi e importanti passaggi.
4. Preriscaldare la griglia da forno a fiamma alta.
5. In un pentolino, mescolare il latte, la farina integrale, la mostarda e l'aglio in polvere.
6. Scaldare a fuoco medio e lasciar cuocere, continuando a mescolare.
7. Abbassare la fiamma e lasciar bollire per circa 4 \ 5 minuti.
8. Aggiungere il formaggio tritato e girare fino a quando si sarà sciolto.
9. Ora restano solo un paio di altre cose da fare.
10. Porre le cime di cavolfiore in una pirofila e versarci sopra il composto con il formaggio.
11. Ricoprire con il pangrattato e riporre in forno, sulla griglia, per 5 minuti circa ,

fino alla doratura della parte superiore.

12.	Lasciar raffreddare prima di servire.

13.	Annusare l'aroma e servire.

Porzioni per : 6\ 7

Il fortunato pollo al forno con patate e cavoletti di Bruxelles

Ingredienti

- 2 – 3 tazze patate rosse tagliate a tocchetti
- 5 cucchiai di succo di limone
- Mezza cipolla in cubetti
- ¼ cucchiaino di sale aromatizzato all'aglio
- Da 200 a 400 grammi di petto di pollo disossato e spellato, tagliato in quattro pezzi uguali
- 2 cucchiaini di mostarda
- 1/3 – 1tazza di vinaigrette comprata
- 3 e ½- 5 tazze di cavoletti di Bruxelles, puliti e tagliati in quattro
- 1 cucchiaio e mezzo di basilico essiccato

Procedimento

1. Per preparare questa ricetta, prima di tutto, riunire tutti gli ingredienti e metterli a portata di mano. Questo faciliterà l'intero procedimento.
2. Preriscaldare il forno a 200°
3. Ora possiamo procedere con i successivi e importanti passaggi
4. Mettere il pollo in una pirofila
5. In una ciotola, sbattere la vinaigrette, la mostarda, il sale all'aglio, il basilico e il succo di limone.
6. Mischiare le patate e i cavoletti di Bruxelles. Gettare nel condimento e sistemare attorno al pollo.
7. Cospargere il pollo con il restante condimento e coprire con le cipolle a cubetti.
8. Cuocere per 20/30 minuti, o comunque fino a quando il pollo sarà cotto.

9. Ora rimane solo una cosa da fare

10.   Trasferire il pollo in un piatto e mescolare le verdure. Continuare la cottura delle verdure per 10 minuti.

11.   Servire caldo.

12.   Congratulazioni!! Hai preparato una ricetta eccezionale!! Buon appetito!!

Porzioni : 4/5

Tempo 45/50 minuti

La zuppa di carote salutare

Ciò che vi servirà

- Da ¼ a 1 cucchiaino di pepe nero in polvere
- Da 2 a 4 cucchiai di farina per tutte le preparazioni
- 2 tazze d'acqua
- 10 o 12 carote sbucciate e affettate
- 3 - 4 tazze di latte scremato
- ¼ o 1 cucchiaino di noce moscata in polvere
- 1-2 cucchiai di zucchero
- Da 2 a 3 cucchiai di prezzemolo fresco tritato

Procedimento

1. Per preparare questa ricetta, prima di tutto, procurarsi tutti gli ingredienti e metterli a portata di mano. Questo faciliterà la preparazione.

2. Prendere una pentola, scaldare le carote, lo zucchero e l'acqua.
3. Coprire e lasciar cuocere fino a quando le carote non si ammorbidiscono, per circa 20\28 minuti.
4. Scolare le carote e conservarne l'acqua di cottura. In un'altra pentola, mescolare insieme il pepe, la farina, la noce moscata e il latte.
5. Cuocere a fiamma alta, continuando a mescolare fino a quando la salsa bianca si sarà addensata.
6. Porre le carote cotte e la salsa bianca in un frullatore.
7. Frullare fino ad ottenere una crema uniforme. Aggiungere a piacere l'acqua di cottura per regolare la consistenza.
8. Versare con l'aiuto di un mestolo la zuppa nelle ciotole e

guarnire con un cucchiaino di prezzemolo. Servire subito.

9. Congratulazioni! Hai fatto una ricetta eccezionale!! Buon appetito!!

Colazione veloce con panino

Ingredienti:
- 1 ½ - 2 cucchiaini di scalogno, finemente triturato
- Olio d'oliva
- 1 uovo o un suo sostituto
- 1/2 - 3/4 focaccina integrale
- 2 - 3 fette di formaggio svizzero senza grassi

Preparazione
1. Ponete tutti gli ingredienti sul piano di lavoro.
2. Tostate la focaccina. Mettete il formaggio a pezzi sulla focaccina fino a farlo fondere.
3. Adesso passiamo alla parte più importante.
4. Ponete sul fornello una padella antiaderente e far cuocere l'uovo.
5. Resta da fare un'ultima cosa.
6. Lasciare sul fuoco fino a cottura.

7. Usate una spatola per raggruppare
l'uovo al centro della padella creando
un tortino di 6 cm di diametro.
8. Infine aggiungete lo scalogno.
9. Servitelo e buon appetito!

Straordinaria spigola arrostita

Cosa serve:

- 1 - 3 cucchiai di succo di limone
- 2 filetti di spigola (100 g)
- Pepe nero macinato a piacere
- 1/2 di cucchiaino di erbe aromatiche senza sodio
- 3-5 cucchiaini di aglio tritato o in polvere
- ½ - 1 cucchiaio di succo di limone

Come preparare:

1. Ponete tutti gli ingredienti sul piano di lavoro.

2. Riscaldate la griglia sul fornello.

3. Adesso passiamo alla parte più importante.

4. Posizionate sulla griglia un foglio di carta da cucina con dell'olio.

5. Ponete i filetti sulla carta e versate l'aglio, il succo di limone, le erbe ed il pepe.
6. Resta da fare un'ultima cosa.
7. Cuocete il pesce per 10 minuti o finché diventa dorato.
8. Odorate e servitelo!
Porzioni: 2 – 3
Tempi per la preparazione: 15 minuti

Enigmatica colazione con frutti croccanti

Cosa serve:

- ½ tazza di fiocchi di frumento
- 1 ½ - 2 cucchiai di miele
- 1 – 2 ciotoline di mirtilli
- 1 ¾ - 2 ciotoline di pere tritate
- 200g di yogurt magro alla vaniglia
- ½ - 1 ciotolina di uva senza semi
- 3 1/2 - 4 ciotoline di cocco tostato

Indicazioni:

1. Ponete tutti gli ingredienti sul piano di lavoro.

2. Divide la frutta in parti uguali in sei bicchieri o ciotole da dessert.

3. Adesso passiamo alla parte più importante.

4. Mescolate la frutta con lo yogurt e spargete il miele.
5. Resta da fare un'ultima cosa.
6. Spargete i fiocchi di frumento ed il cocco tostato
7. Servite immediatamente e buon appetito!
Porzioni : 3 - 5
Tempi per la preparazione: 10 minuti

Sensazionali tazze ai frutti di bosco
Ingredienti:

- ½ ciotolina di avena
- ¼ ciotolina di mirtilli
- ½ ciotolina di fragole fresche affettate
- 1 ¾ - 2 cucchiai di mandorle
- Mezzo vasetto di yogurt magro
- ¼ ciotolina di lamponi

Istruzioni:

1. Ponete tutti gli ingredienti sul piano di lavoro.
2. Dividete le fette di fragole in sue ciotole.
3. Adesso passiamo alla parte più importante.
4. Aggiungete metà avena e successivamente i mirtilli ed i lamponi.
5. Resta da fare un'ultima cosa.
6. Aggiungete il resto dell'avena e le mandorle, dopodiché versate lo yogurt.

7. Servitelo e odorate!

Porzioni: 2 – 3

Fantasioso frullato di burro di arachidi e banana

Ingredienti:

- 1/2 - 1 banana congelata
- ½ bicchiere di latte 0% grassi
- 1 – 2 cucchiai di burro di arachidi

Preparazione:

1. Ponete tutti gli ingredienti sul piano di lavoro.
2. Mescolate tutti gli ingredienti in un frullatore.
3. Resta da fare un'ultima cosa.
4. Mescolate finché non diventi un frullato.
5. Odorate e servitelo.

Porzioni: 2

Tempi per la preparazione: 7 – 9 minuti

Insalata fresca di lattuga e mela

Ingredienti:
- Una mela rossa tagliata
- 8-9 ciotoline d'insalata mista
- Mezzo cucchiaino di senape
- ¼ - 1 cucchiaino di granella di mela
- 2-2 cucchiaini e mezzo di succo di limone
- ½ - 1 ½ cucchiaino di olio canola (o olio di girasole)
- 1/2 - 1 tazza di succo di mela non zuccherato
- 2 cucchiaini di zucchero di canna

Preparazione:
1. Ponete tutti gli ingredienti sul piano di lavoro.
2. Mescolate il succo di mela, il succo di limone, la senape, la granella di mela l'olio e lo

zucchero di canna in un'insalatiera.

3. Aggiungete la mela e mescolare. Unite l'insalata mista e mescolate per bene prima di servirla.
4. Servitelo e buon appetito!

French Toast Mistico con Purea di Mele

Ingredienti:

- 2 - 3 Cucchiai da tavolo di zucchero bianco
- 1/2 - 1 tazza di latte
- 50 – 100 g di purea di mele senza zucchero
- 4 - 5 fette di pane integrale
- 2 uova
- 1 - 2 cucchiaini di cannella in polvere

Preparazione:

1. Innanzitutto, assicurati di avere tutti gli ingredienti pronti in un solo posto. Questo renderà tutto più semplice.
2. Mescolare in una scodella grande le uova, la cannella, il latte, lo zucchero e la purea di mele. Miscelare il tutto per bene.

3. È la partepiù importante in questa ricetta. Rimanete concentrati :-)
4. Inzuppate una fetta di pane alla volta finché non assorbono il miscuglio.
5. Abbiamo quasi finito. Rimane da fare solo una cosa.
6. Cucinatesu unapadellaleggermente imburrata oppure sopra una piastra a fuoco mediofinché non si forma una crosta dorata su entrambi i lati.
7. Una volta pronte, servite calde.
8. Ce l'abbiamo finalmente fatta. Buon Appetito!!

Porzioni: Per 4 – 5 persone

Il leggendario Pollo Fritto

Ingredienti:

- ½ Cucchiaio da tavola di semi di sesamo
- 25-40 g di cavolo a fette
- 1-2 cucchiai da tavola di amido di mais
- 1 ½ -2 Cucchiai da tavolo di succo d'arancia
- 200 g di petto di pollo, fatto a cubetti
- ½ -1 Cucchiaio da tavola di olio d'oliva
- 100 g di piselli scongelati
- Mezzo cucchiaio da tavola Di Kikoman, o di un'altra salsa a basso contenuto di sodio a scelta.
- Mezzo cucchiaio da tavola di salsa Szechuan
- 80 g di fiori di broccoli

Istruzioni

1. Montare tutti gli ingredienti in un solo recipiente.
2. Versare l'olio di oliva in un wok e scaldare a fuoco medio. Gettate dentro il pollo e saltatelo in padella per 10 minuti, finchè il pollo non sia ben cotto all'interno.
3. Nel frattempo,
4. Sbattete in una ciotola il succo d'arancia, la Kikoman, la salsa Szechuan e l'amido di mais. Fate riposare.
5. Rimanesolo una cosa da fare adesso.
6. Aggiungete i cavoli tagliati, i piselli, i broccoli e la miscela con il succo d'arancia e cuocete per 5 minuti.
7. Aggiungete sopra i semi di sesamo e servite accompagnando con una ciotola di riso integrale.
8. Gustatevi l'aroma e servite.

Porzioni: Per 2-3 persone

I Leggendari Spiedini di Frutta con Salsa al Formaggio

Ingredienti:
- Spiedini
- 1 vasetto di yogurt senza grassi Greco
- 30-50 g di formaggio cremoso a basso contenuto di grassi
- 350-400 gdi fragole
- 90-100 g di kiwi a cubetti
- 100-200 g di mirtilli
- 150-200 g di chicchi di uva rossa senza semi
- ½ cucchiaino di estratto di vaniglia
- 1 ½ - 2 cucchiai da tavola di zucchero

Istruzioni
1. Innanzitutto, assicurati di avere tutti gli ingredienti pronti in un solo posto. Questo renderà tutto più semplice.

2. In una scodella, sbattete gli ingredienti per fare la salsa. Continuate a sbattere fino a che lo zucchero sia ben amalgamato. Inserite nel frigorifero e fate raffreddare.
3. Rimane solo una cosa da fare adesso.
4. Adesso inserite i frutti negli spiedini alternando i kiwi, l'uva e le fragole e chiudete lo spiedino con i mirtilli. Una volta pronti, conservateli nel frigorifero insieme alla salsa.
5. Tirate fuori dal frigorifero quando siete pronti a servire.
6. Ottimo!! Abbiamo finalmente completato la nostra ricetta!! Buon Appetito!!

Porzioni: Per 3 – 5 persone

Pancake eleganti con crema di Zucca

Ingredienti:

- 1-2 cucchiai da tavola di sale
- 2 cucchiai da tavola di lievito chimico
- 1 - 2 cucchiaini di spezie per torta di Zucca (una miscela di cannella, cardamomo, noce moscata e zenzero)
- 1 -2 cucchiai da tavola di olio vegetale
- 1-2 bicchieri di latte a basso contenuto di grassi
- 250-300 g di farina
- 1-2 Uova
- 1 - 2 cucchiai da tavola di Brown Sugar(per sapere cos'è, controlla la ricetta Champignon Marinati)
- 100 g di Purea di Zucca (potete acquistarlo come CannedPumpkin)

Istruzioni

1. Montare tutti gli ingredienti in un solo recipiente.
2. In una scodella, sbattete le uova.
3. Una volta che ha avete finito, possiamo procedere con il seguente passaggio.
4. Aggiungete il latte, l'olio e fateli amalgamare insieme come si deve.
5. Incorporate la farina, il lievito chimico, le spezie, lo zucchero ed il sale alla miscela di uova.
6. Scaldateuna padella non aderente imburrata e versate la miscela nella padella calda.
7. Abbiamo quasi finito. Rimane da fare solo una cosa.
8. Cucinatefino a raggiungere un leggero color marrone e assicuratevi di capovolgerla affinché si cuocia da entrambi i lati.
9. Gustatevi l'aroma e servite.

10.   Ottimo!!   Abbiamo finalmente completato la nostra ricetta!! Buon Appetito!!

Frittata Divertente

Di cosa hai bisogno:

- ½ cucchiaio da tavola di latte senza grassi
- ½ cucchiaino di timo secco
- 50 g di Parmigiano grattugiato
- ½ cucchiaio da tavola di burro a basso contenuto di sodio
- 2-4 uova (biologiche)
- 2-2 ½ cucchiaini di prezzemolo tritato
- 2-2 e ¾ scalogni, a fette
- 2-3 bianchi d'uovo
- Sale secondo il proprio gusto
- 150-200 g di funghi a fette

Il metodo di preparazione

1. Innanzitutto, assicurati di avere tutti gli ingredienti pronti in un solo posto. Questo renderà tutto più semplice.
2. Mettete il forno a 150 gradi.

3. Ci accingiamo alla parte più importante in questa ricetta. Rimanete concentrati :-)

4. Fate sciogliere il burro in una padella per forno a fuoco medio. Fate rosolare le fette di scalogno per circa sette minuti.

5. Buttate dentro i funghi, il prezzemolo tritato, il timo e condite con pepe.

6. Nel frattempo, in una scodella grande, sbattete le uova, i bianchi d'uovo, il latte ed il Parmigiano.

7. Versate la miscela sopra i funghi nella padella assicurandovi che tutto sia ricoperto dalla mistura.

8. Cucinate per circa 5 minuti, appena i lati iniziano ad indurirsi.

9. Rimanesolo una cosa da fare adesso.

10.	Spegnete la fiamma e spostate la padella in forno, dove rimarrà per 10-12 minuti.

11.	Potete servire caldo con una fetta di pane integrale e della frutta al lato.

12.	Gustatevi l'aroma e servite.

Zuppa Veloce di Verdure e Noodlesarrichita con Zenzero

Ingredienti:

- ½ -1 carota, sbucciata e tagliata finemente
- 15 - 30 g di coriandolo fresco tritato
- ½ -1 spicchio d'aglio tritato
- 120 g di fagioli bianchi non salati
- ½ -1 cipolla grande gialla a fette
- 100 ml di latte di soia
- ¾ -1 cucchiaio da tavolo di zenzero fresco sbucciato e tritati
- 2/4 -¾ di un pomodoro fresco a pezzettini
- 60-100 g di NoodlesSoba
- 1 ½ -3 cucchiai da tavola di salsa di soia con bassa percentuale di sodio
- ½ Cucchiaio da tavola di olio d'oliva

Istruzioni

1. Innanzitutto, assicurati di avere tutti gli ingredienti pronti in un solo posto. Questo renderà tutto più semplice.
2. Prendi una padella, riempila per ¾ d'acqua e portala ad ebollizione. Dovresti a questo punto aggiungere i noodles e cucinarli per circa 5 minuti, finchè non sono teneri.
3. Scola e metteteli da una parte. In una grossa padella, scaldate l'olio d'oliva a temperatura media.
4. Dovreste adesso aggiungere la cipolla e farla rosolare; aggiungere poi lo zenzero e le carote e completare la rosolatura per 3 minuti. Aggiungetel'aglio nella padella; state attenti a non cuocere l'aglio fino ad un color marrone.
5. Aggiungete3-4 bicchieri d'acqua, versate la salsa di soia e portate il tutto ad ebollizione. Versate adesso il pomodoro ed i fagioli

bianchi e aspettate che bolla nuovamente.

6. Abbassate la fiamma e fate cucinare a fuoco lento finché le verdure non sono cotte e molle, per un 6 minuti.

7. Buttatedentro i noodles bolliti ed il latte di soia e fate cucinare nella pentola calda; non fate bollire il tutto.

8. Mentre tirate lapadella via dal fuocospargete il coriandolo nella zuppa.

9. Serviteimmediatamente.

10. Ottimo!! Abbiamo finalmente completato la nostra ricetta!! Buon Appetito!!

Porzioni: Per 3-4 persone

SupremaFrittata di Asparagi&Cipolle Caramellate

Cosa Vi serve:

- 150 - 200 gr di asparagi, tagliatia pezzi di2 centimetri e mezzo
- 2 o 3 cipolle verdiaffettate
- 4- 5 uova grandi
- 1/2-1 cucchiaino di sale kosher
- 30-100 g diformaggio parmigiano
- 2 o 3cucchiaini di aceto balsamico
- Pepe macinato fresco a piacere
- 1 o 2 cucchiaini di olio di oliva
- 6 - 15 gr di basilico frescotagliato a striscioline
- 1/2 - 1cipolla media affettata

Preparazione della Ricetta:

1. Disponetevi a fare la ricetta. Prima di tutto preparate gli ingredienti e teneteli a portata di mano in un unico posto.

2. Preriscaldate la griglia alla massima potenza.
3. Mettete sul fornelloa fuoco medio una padella per friggeredi 25/35 cm di diametro.
4. Aggiungete l'olio di oliva e le cipollee fatele ammorbidire ed imbiondire, o addirittura caramellareper circa 5 minuti.
5. Versate l'aceto balsamico esbattete per mescolare con le cipolle. Unite ora gli asparagi e due cucchiaid'acqua ecopriteper far cuocere gli asparagi a vapore per 5 minuti mescolando una volta durante la cottura.
6. Ora possiamo procedere alla importantissima fase successiva.
7. Sbattete le uova in una ciotola di dimensione mediaed inseritevi 50 grammi di parmigiano grattugiato, 1/2 cucchiaino di sale kosher &e una bella macinata di pepe.

8. Aggiungete ora la cipolla verde, il basilico e il1/2cucchiaino di saleKosherrimanenteagli asparagi e alle cipolle ormai cotte. Mescolate bene per distribuire il tutto in modo uniforme.

9. Unite anche il composto di uova agli asparagi e alle cipolle; mescolate brevemente con la spatola,spingendo l'uovo cotto dal basso verso l'alto.

10.   Cuocete per quattro minuti a fuoco medio.

11.   Ora resta da fare una sola cosa.

12.   Posizionate la padella per circa 5 minuti sotto la griglia del fornofinchè non forma le bolle ed assume un colore leggermente bruno.

13.   Togliete, cospargete con i due rimanenti cucchiai di

formaggio parmigianoe lasciate riposare percirca 8 minuti.

14.   Fate scivolare la frittata sul tagliere. Tagliate in 4 spicchi.

15.   Ora non vi resta che prenderla e mangiarla!!

Dosi per 4 persone

Strabiliante Omelette all'Erba Cipollina

Cosa Vi serve:

- 8 uova
- 75- 150 grdi formaggio cheddar piccante a basso contenuto di grassi tagliato a listarelle
- 2 cucchiai di erba cipollina fresca tagliuzzata, prezzemolo italiano (a foglia liscia), o anche cerfoglio
- Salsa di peperoni rossi
- Olio spray da cucina antiaderente
- Circa 25 o 50 grdi foglie fresche di spinacibaby o di spinaci tagliuzzati
- 1/4 - 1/2 cucchiaino di pepe di cayenna
- 1/4 – 1 cucchiaino di sale

Preparazione della Ricetta:

1. Disponetevi a fare la ricetta. Prima di tutto preparate gli ingredienti e

teneteli a portata di mano in un unico posto.

2. Spruzzate leggermente una padella antiaderente con olio spray da cucina.

3. Scaldate la padella per qualche minuto.

4. Sbattete le uova in una ciotola, aggiungete l'erba cipollina e le spezie.

5. Adesso possiamo procedere all'importantissima fase successiva.

6. Mescolate bene il composto.

7. Versate il composto nella padella unta.

8. Sbattete continuamente con una spatola di legno finchè non si saranno formati dei piccoli pezzi di uova rapprese.

9. Fate ora cuocere il composto per circa due minuti.

10. Ricoprite con 20 gr di spinaci and 50 grdi salsa di peperoni.

11. Ci siamo quasi, manca il passo successivo.
12. Ripiegate la frittata su se stessa.
13. Sistemate gli spinaci nel piatto.
14. Ora non dovete fare altro che mangiarla!!

Assolo di Zuppa di Peperoni Rossi Rosolati

Cosa Vi serve:

- 1 1/2 - 3patate grosse, sbucciate e tagliate in piccoli pezzi
- 4- 5 pomodori secchi
- 2 - 3gambi di sedano a bastoncini
- 2 - 3 scalognitritati o 1/2 cipolla rossa
- Una scatola (da 280 gr)di peperoni rossi arrostiti, sgocciolati e sciacquati
- 170 - 200 mldi panna acida
- 2-3 cucchiai di olio extra vergine di oliva
- Sale Kosher e pepe macinato fresco
- 10-25 grdi coriandolo fresco tritato
- 50 -100 grdi cheddar dolce a striscioline

- 500ml -1 ltdi brodo vegetale con poco sale

Preparazione della Ricetta:

1. Preparate tutti gli ingredienti in un unico posto.
2. Mettete a scaldare l'olio d'oliva in una pentola a fuoco medio o medio-alto.
3. Aggiungete ora le patate, gli scalogni, il sedano, 1/2 cucchiaino di sale e pepe a piacere, mescolando spesso, finché le patate iniziano ad ammorbidirsi, per circa quattro minuti.
4. Unitei peperoni rossi, i pomodori secchi, il brodo vegetale ecirca 200 ml di acqua.
5. Ora coprite&fate sobollire, poi scoprite&lasciate cuocere per circa 10 minuti finchè le patatesaranno tenere al punto giusto.
6. Mettete a questo punto la zuppa & la panna acida nel frullatore e,mantenendo il coperchio

leggermente dischiuso,frullate fino ad ottenere una vellutata.

7. Condite con sale&pepe&incorporatevi metà dose di coriandolo.

8. Versate adesso nei piatti e spolverate di formaggio e del restante coriandolo.

9. Ora non Vi resta che sedervi e mangiare!!

Rotolo di Pizza Storico

Ricette di famiglia, che meraviglia…
non è così??

Ingredienti

- 50 gr di salsa di pomodoro
- 200 gr di mozzarellaa basso contenuto di sale a dadini
- 30 grdi funghi a fettine
- 1 – 2 rotoli di pasta perpizzaintegrale
- 25 - 50 gr di cipolla bianca a fettine
- 50 - 80 gr di peperoni affettati

Instruzioni

1. Disponetevi a fare la ricetta. Prima di tutto preparate gli ingredienti e teneteli a portata di mano in un unico posto.
2. Impostate la temperatura del forno a 150°C.
3. Ora possiamo procedere all'importantissima fase successiva.

4. Distribuite la salsa di pomodorosullapasta per pizza,aggiungete la mozzarella a pezzetti,i funghi ele verdure.
5. Arrotolate strettamente la pasta e avvolgete con carta di alluminio.
6. Ora resta da fare una sola cosa.
7. Mettete in forno e fate cuocere per circa 8 - 12 minuti.
8. Dividete a metà prima di servire.
9. Sentite il profumo e servite.

Dosi per 1 – 2 persone

Insuperabili Muffin agli Spinaci

Cosa Vi serve:

- 1/2 - 1 cucchiaino di lievito in polvere
- ½ cucchiaino di bicarbonato di sodio
- ½ cucchiaino di sale
- 15 - 25 gr di spinaci freschi
- 2 - 3cucchiaini di vaniglia pura
- 1-2 uova
- 150 grdi farina multiuso
- 2 – 3 cucchiai di olio vegetale
- 120 gr di zucchero
- 100 mldi salsa di mele non zuccherata

Istruzioni

1. Preparate tutti gli ingredienti in un unico posto.
2. Preriscaldate il forno a 150° Ce rivestite con pirottini uno stampo per muffin da otto.

3. Ora possiamo passare all'importantissima fase successiva.
4. In un frullatore mescolate la salsa di mele, l'uovo, la vaniglia, lo zucchero e l'olio.
5. Frullate fino ad ottenere un composto omogeneo e trasferite in una ciotola.
6. Aggiungete gli ingredienti asciutti&mescolate con attenzione.
7. Ci siamo quasi, manca il passo successivo.
8. Riempite lo stampo da muffin con l'impasto &e cuocete per circa 15 minutiin forno.
9. Servite a temperatura ambiente.
10. Ora non dovete fare altro che afferrarli e mangiarli!!

Dosi per 6 - 7 muffin
Tempo: 20 minuti

Nachos Leggendari

Ingredienti
- 50 gr di formaggio Cheddar grattugiato
- 1/2 kg. di pomodorini
- 25 grdi lattuga iceberg a striscioline
- 230-260 gr di carne di tacchino magro macinato
- 200 gr di pomodori a dadini
- 150 gr di salsa messicana a basso contenuto di sodio
- Mezzo cucchiaino di peperoncino in polvere
- Olio spray da cucina
- 1 – 2 cucchiai di coriandolo tagliuzzato

Preparazione della Ricetta
1. Preparate tutti gli ingredienti in un unico posto.
2. Impostateil forno a 190 C°.

3. Ora possiamo procedere all'importantissima fase successiva.

4. Tagliate le patate senza togliere la buccia a fette di circa ½ cm di spessore.

5. Sistematele su una teglia da fornoe cospargetele con poco olio spray da cucina. Mettetele in forno e fatele cuocere per circa 30 minuti.

6. Mentre aspettate che le patate siano cottemettete il tacchino macinato in una padella riscaldata su fuoco medio.

7. Spolverate con la polvere di peperoncinoe fate cuocere per 7 minuti o finchè il tacchino sarà abbrustolito.

8. Appena le patate saranno cotte al punto giusto trasferitele in una pirofila.

9. Ricopritele con il tacchino macinato e il formaggio grattugiato. Rimettete in forno e

lasciatesciogliere il formaggio per 2 minuti.

10.   Ora resta da fare una sola cosa.

11.   Togliete dal forno e guarnite con le verdure e la salsa messicana.

12.   Portate in tavola.

13.   Sentite il profumo e servite.

Dosi per 3 – 4 persone

Mix Elegante di Tofu Speziato

Ingredienti

- 1/2 - 1cucchiaino di origano secco tritato
- 1-2 peperoncini a pezzetti senza i semi
- 3/4 - 1cucchiaio di succo di lime
- Coriandolo fresco
- 1-2 cucchiai di olio d'oliva
- 50 - 80gr di cipolla tritata
- 1 pomodori San Marzano tagliuzzatia cui siano stati tolti i semi
- 3/4 - 1cucchiaino di peperoncino in polvere
- 2 spicchi d'aglio tritato
- 1/2 - 1cucchiaino di cumino macinato
- 1/2 kg di tofu extra duroconfezionato in acqua
- 1/2 - 1cucchiaino di sale

Preparazione

1 Disponetevi a fare la ricetta. Prima di tutto preparate gli ingredienti e teneteli a portata di mano in un unico posto.
2 Rimuovete il tofu dal liquido e tagliatelo a metà.
3 Ora possiamo passare all'importantissima fase successiva.
4 Assicuratevi di asciugate bene il tofu con tovagliolini di carta.
5 Riducete il tofu in piccoli pezzi e tenetelo da parte.
6 Versate l'olio d'oliva in una padella antiaderente e fate scaldare bene.
7 Aggiungetela cipolla, i peperoni, l'aglio,e fate stufare per 5 minuti.
8 Aggiungete le spezie e il condimento.
9 Fate cuocere il mix per circa 30-40 secondi.

10 Unite ora il tofu e fate cuocere per 10 minuti.
11 Ci siamo quasi, manca il passo successivo.
12 Prima di servire unite un po' di succo di lime e i pomodori.
13 Ora potete guarnire con del coriandolo fresco.
14 Sentite il profumo e servite.

I fantasiosi pancake banana e noci

Ciò che vi servirà:

- 1° 2 cucchiaini di vaniglia
- 2 - 3 cucchiai di noci tritate
- ¼ - ½ cucchiaini di sale
- ¼ - 1 cucchiaini di cannella
- ½ - 1 grande banana schiacciata
- 2 albumi di uova grandi
- 1 cucchiaini di olio
- Circa ½ o ¼ di tazza di farina integrale
- Circa 1-2 tazze di latte 1%
- 2 o 3 cucchiaini di lievito

Procedimento:

1. Per preparare questa ricetta, prima di tutto, procurarsi tutti gli ingredienti e metterli a portata di mano. Questo faciliterà la preparazione.

2. Adesso mischiare tutti gli ingredienti secchi in una ciotola media o grande.

3. Mischiare latte, albumi, olio, vaniglia e banane schiacciate in un'altra ciotola e mescolare fino ad ottenere un composto liscio.

4. Ok, adesso possiamo procedere con il resto della ricetta.

5. Mischiare gli ingredienti umidi con quelli secchi e mescolare bene con un cucchiaio fino ad ottenere un composto ben amalgamato.

6. Lasciar riposare.

7. Riscaldare una grande padella a fuoco medio.

8. Cospargere di un sottile strato di olio spray per cucina.

9. Versare ¼ di tazza di pastella dei pancake sulla piastra calda per ogni pancake.

10. Adesso rimane solo una cosa da fare.

11.	Quando la pastella inizia a fare le bollicine e i bordi si iniziano a cuocere, girare i pancakes.

12.	Adesso ripetere l'operazione per ogni pancake.

13.	Annusa il profumo e servi.

Dosi per : 4 – 5

Il supremo frullato di mirtilli per la colazione

Ciò che vi servirà

- ½ - 1 tazze di latte a basso contenuto di grassi
- ½ banana congelata a fettine
- 1/2 - 3/4 tazza di lamponi
- ½ tazza di yogurt magro semplice
- Mezza tazza di avena
- 3/4 - 1 cucchiaino di miele
- Mezza tazza di fragole

Procedimento

1. Riunire tutti gli ingredienti
2. Frullare tutti gli ingredientiin un mixer.
3. Servire immediatamente.
4. Congratulazioni!! Hai fatto un'eccellente ricetta!! Buon appetito!!

Porzioni: 2

L'iconico frullato verde della colazione

Ingredienti

- Mezza tazza di latte a basso contenuto di grassi
- 1/2 cucchiaino di estratto di vaniglia
- ¼ di tazza di yogurt, semplice
- ½ tazza di mango a fette
- 1 - 2 banane mature congelate
- Mezza tazza di avena

Procedimento

1. Per preparare questa ricetta, prima di tutto, riunire tutti gli ingredienti e metterli a portata di mano. Questo faciliterà l'intero processo.
2. Mescolare l'avena con il latte a basso contenuto di frassi in un mixer per circa 10 o 12 secondi.

3. Rimane solo una cosa da fare adesso.
4. Aggiungere il resto degli ingredienti e mescolare fino a raggiungere una consistenza liscia.
5. Servire subito.
6. Congratulazioni!! Hai preparato una ricetta eccellente!! Buon Appetito!!

Dosi per: Da 1 a 2 persone.

Super swirl alle fragole e arance

Ingredienti:

- ¾ - 1 tazza di succo d'arancia fresco
- Un vasetto (circa 150 gr) di yogurt bianco a basso contenuto di grassi
- 250 grammi di fragole congélate
- 1\2 tazza di latte scremato

Procedimento

1. Per preparare questa ricetta, prima di tutto, riunire tutti gli ingredienti e metterli a portata di mano. Questo faciliterà l'intero procedimento.
2. Mettere tutti gli ingredienti in un frullatore
3. Rimane solo una cosa da fare ora.
4. Frullare fino a raggiungere una consistenza omogenea.
5. Servi e gusta!

6. Congratulazioni!! Hai fatto una ricetta eccezionale!! Buon appetito!!

La fantastica insalata di tonno e spinaci teneri

Ingredienti

- 1-2 cucchiai di cipolla a cubetti
- Mezzo cucchiaino di aneto
- Sedano 1 gambo e mezzo o 2, tagliato a cubetti
- 1 o 2 cucchiai di olio
- 150 g tonno al naturale in lattina
- Pepe per insaporire
- 3 e ½ - 5 cucchiai di succo di limone
- 1/4 - 1/2 di cucchiaino di mix di spezie non salate
- ½ o 1 e ½ piccoli cetrioli, sbucciati e privati di semi, tagliati a cubetti
- 2 tazze di spinaci teneri

Procedimento

1. Per preparare questa ricetta, prima di tutto, riunire tutti gli ingredienti e metterli a portata

di mano. Questo faciliterà l'intero procedimento.

2. In una ciotola medio\grande, mischiare olio e succo di limone.

3. Ora resta una sola cosa da fare

4. Mescolare insieme tonno, cetriolo, sedano, cipolla e aneto.

5. condire con spezie e pepe, facendo attenzione che gli ingredienti si amalgamino bene

6. ora è possibile servire su un letto di foglie di spinaci teneri

7. congratulazioni!! Avete creato una ricetta eccezionale!! Buon appetito!!

Porzioni : 2

La storica insalata di mango

Ingredienti

- 2 e ½ o 3 e ½ manghi maturi, snocciolati e a cubetti
- Succo di un lime
- 2 – 2 e ½cucchiai di foglie di coriandolo tagliuzzate
- 1 - 2 cucchiaini di cipolla rossa tritata
- ½ peperoncino jalapeno tritato (inclusi i semi)

Metodo di preparazione

1. Per preparare questa ricetta, per prima cosa, riunire tutti gli ingredientie metterli a portata di mano. Questo faciliterà il processo.
2. Mischiare tutti gli ingredienti in una ciotola. Lasciarli riposare per 10 minuti. Mescolare prima di servire.

3. Congratulazioni! Avete fatto una ricetta eccezionale!! Buon appetito!!

Crumble mistico alla frutta

Ingredienti:
- 1/2 - 1 tazza di fiocchi d'avena
- ¼ cucchiaino di cannella
- 1 ¼ cucchiaino di succo di arancia
- 3 cucchiai di mandorle a fettine
- ½ - 4 ½ cucchiaini di zucchero grezzo
- 4- 5 cucchiai di farina per tutte le preparazioni, setacciata
- ½ - 1 cucchiaio di olio vegetale
- 1 ¼ tazza di mirtilli freschi

Procedimento
1. Per preparare questa ricetta, prima di tutto, riunire tutti gli ingredienti e metterli a portata di mano. Questo faciliterà l'intero procedimento.
2. Preriscaldare il forno a 200°.
3. Ora possiamo procedere con i prossimi importanti passaggi.

4. Mescolare i frutti freschi con lo zucchero, 1 o 2 cucchiaini di farina e succo di arancia.
5. Dividere il miscuglio in 2 pirottini (150 gr).
6. In una ciotola mischiare le mandorle, lo zucchero, l'avena e la cannella. Guarnire con frutta, col crumble, e una spruzzatina di olio.
7. Rimane solo una cosa da fare adesso.
8. Porre i pirottini su una carta da forno e cuocere in forno per 20\30 minuti circa.
9. Servire a temperatura ambiente.
10. Annusa l'aroma e servi.

Dosi per: 2 - 3
Tempo: 30 minuti.

Omelette di broccoletti e formaggio

Cosa vi occorre:

- 3-4 ciotoline di broccoletti
- 3 uova
- Spray da cucina
- 1/2 - 1 ciotolina di formaggio cheddar senza grassi
- 1/2 - 1 tazza di albume
- Sale e pepe
- ¼ di tazza di parmigiano grattugiato
- 1-2 cucchiai di olio d'oliva

Preparazione:

1. Ponete tutti gli ingredienti sul piano di lavoro.

2. Preriscaldate il forno a 150°.

3. Bollite i broccoletti con un po' d'acqua percirca 12-15 minuti.

4. Quando i broccoletti saranno pronti, tagliateli in piccoli pezzi e aggiungete l'olio, il sale ed il pepe. Mescolate bene.

5. Adesso passiamo alla parte più importante.

6. Spruzzate lo spray da cucina su una teglia per muffin e mettete all'interno di ogni scompartimento un cucchiaio di broccoletti, dovrebbero riempirsi circa 8 scompartimenti.

7. in una ciotola grande o media, rompete le uova, aggiungete gli albumi, il parmigiano, il sale ed il pepe.

8. Resta da fare un'ultima cosa.

9. Versate la miscela insieme al formaggio cheddar grattugiato sui broccoletti e cuocere per circa 23-25 minuti.

10. Impiattate immediatamente per servirlo caldo.

11. Potete anche avvolgere ciò che resta in un involucro di plastica e conservarlo in frigorifero.

12. Buon appetito!

Porzioni: 7 – 8

Valori nutrizionali:

Per dose: 114,15 calorie

11,76 mg di magnesio

6,12 g di grassi
2,23 g di carboidrati
2,65 g di fibra
223,21 mg di sodio
7,18 g di proteine
134,89 mg di potasio
113,25 mg di calcio.

Ciotola per colazione a base di una veloce crema di quinoa

Ingredienti:
- 2 bicchieri di latte 0% di grassi
- 1 cucchiai di miele grezzo
- 1/2 - 1 cucchiaino di cannella in polvere
- 2 – 3 cucchiai di mandorle tritate
- 1 ½ - 2 fragole fresche affettate
- ½ tazza di quinoa non cotta

Preparazione:
1. Ponetetutti gli ingredienti sul piano di lavoro.
2. Ponete il latte in un pentolino e fatelo bollire a fuoco medio.
3. Adesso passiamo alla parte più importante.
4. Una volta bollito, aggiungete la quinoa e rifate bollire.
5. Mettete un coperchio al pentolino e continuate a far cuocere a fuoco lento.

Lasciate cuocere tra 13 a 15 minuti o comunque fino a quando la quinoa assorbe la maggior parte del liquido
6. Rimuovete il pentolino dal fuoco e mescolate con una forchetta
7. Resta da fare un'ultima cosa.
8. Aggiungete il miele e la cannella, mescolate bene e lasciate riposare per circa 18 minuti.
9. Versate il tutto in due ciotole e guarnite con le mandorle e le fragole.
10. Servitelo e buon appetito!
Porzioni: 2

Barrette ai gran cereali

Ingredienti:
- 2 ½ ciotoline di riso soffiato
- ½ tazza di zucchero di canna
- ½ ciotolina di uva passa
- 1/2 - 3/4 cucchiaino di vanillina o estratto di vaniglia
- ½ ciotolina di burro di arachidi naturale
- 1 1/2 - 2 ciotoline di avena
- ½ tazza di sciroppo di mais

Preparazione:

1. Ponete tutti gli ingredienti sul piano di lavoro.

2. In una grande pentola, mescolate l'avena, il riso soffiato e l'uva passa.

3. Adesso passiamo alla parte più importante.

4. Mettete lo zucchero di canna, l'estratto di vaniglia (o vanillina) e lo sciroppo di mais in una ciotola grande e mescolate bene.

Portateadebollizione a fuoco medio, continuando a mescolare.

5. Una volta bollito, unite il burro di arachidi al composto e continuate a mescolare. Spegnete il fuoco.

6. Versare il composto nella ciotola grande e mescolate bene utilizzando una spatola.

7. Una volta che il composto è accuratamente amalgamato, versatelo in una teglia e premetelo.

8. Riponete la teglia nel congelatore per 12 minuti circa.

9. Resta da fare un'ultima cosa.

10. Prima si servirlo, lasciate intiepidire e tagliatelo in barrette.

11. Potete consumare immediatamente le barrette o confezionarle per fare colazione in ufficio.

12. Odorate e servitelo!

Porzioni: 6

Divertenti pesche sciroppate

Ingredienti:
- ½ - 1 vasetto di yogurt alla vaniglia
- 2 – 2 ½ cucchiai di biscotti graham (come Oro Saiwa) sbriciolati
- 4 pesche snocciolate e divise in due parti
- 1 ½ - 2 cucchiai di zucchero di canna
- 250 g di nettare di pesca
- ¼ - 1 cucchiaino di pimento
- ½ - 1 bicchiere di succo di frutta tropicale
- ¼ - 1 ciotolina di mandorle pelate e tostate

Istruzioni:
1. Ponete tutti gli ingredienti sul piano di lavoro.
2. Preriscaldare il forno 150°

3. Adesso passiamo alla parte più importante.

4. Estraete la polpa delle pesche lasciando circa due cavità al centro.

5. Conservate la polpa.

6. Tagliate la polpa in pezzi molto piccoli.

7. Mescolate i biscotti sbriciolati, la polpa tagliata, la frutta secca, le mandorle, le spezie e lo zucchero di canna in un'unica ciotola.

8. Adesso spargete il composto nelle mezze pesche.

9. Posizionate le pesche in una teglia da forno.

10. Fate cuocere per circa 30 – 40 minuti, finché le pesche non saranno morbide e tenere.

11. Utilizzando un cucchiaio, spargete il nettare sulle pesche.

12. Resta da fare un'ultima cosa.

13. Stendete ogni pesca sullo yogurt.

14. Potete servirlo immediatamente.

15. Odorate e buon appetito!

Straordinario frullato alle pere

Ingredienti:

- 2 vasetti di yogurt magro di vaniglia
- Mezzo bicchiere di succo concentrato di pere congelato
- 1 bicchieree mezzo di latte 0% grassi

Preparazione:

1. Ponete tutti gli ingredienti sul piano di lavoro.
2. Mescolate tutti gli ingredienti in un frullatore.
3. Resta da fare un'ultima cosa.
4. Mescolate finché non diventi un frullato.
5. Odorate e servitelo.

Porzioni: 2 – 3

Tempi per la preparazione: 8 minuti